眠れなくても、まぁいいか

1

夜の動物園はひっそりと静まりかえっていた。

今日も僕は園内を歩いている。普段お客さんが目にすることのないバックヤードを巡回して、動物たちに異常がないかを確認するのが僕の仕事だ。

しかし、最近ここに配属になってから、なかなか仕事がうまくいっていない気がする。なんとなく動物たちとのコミュニケーションがとれていないというか……。

それが原因か分からないが、仕事が終わってからも眠れない日が続いていた。あくびは出るのに……**ふわぁあ。**

いつも通り、僕はまずアヒルたちのいる小さな池にやってきた。
アヒルたちは羽を休め、静かに目を閉じて眠っているようだ。

「キミも大変だね。眠れないのかい？」

どこからか声が聞こえてきた。おかしいな。こんな時間まで残っているお客さんなんているはずがないのに。僕は持っていた懐中電灯で恐る恐る辺りを照らした。
でも、人影らしきものは見当たらなかった。

「眠れないんだよね？　だったら**ぐっすり**眠れる方法、教えてあげてもいいよ」

また声が聞こえてきた。今度はよりはっきりと。

「こっちだよ、こっち。眠れる方法、教えてあげるよ」

「え⁉」

声の主は目の前のアヒルだった。

う、嘘だ……アヒルが僕に向かってしゃべっている！

いや、僕の頭がおかしくなったのかもしれない。もう何日もぐっすり眠れなかったから、おかしな声が聞こえてきたんだ。そうだ、そうに決まってる！

「だから、ボクだってば。オウムだってしゃべれるんだから、アヒルにそれができて

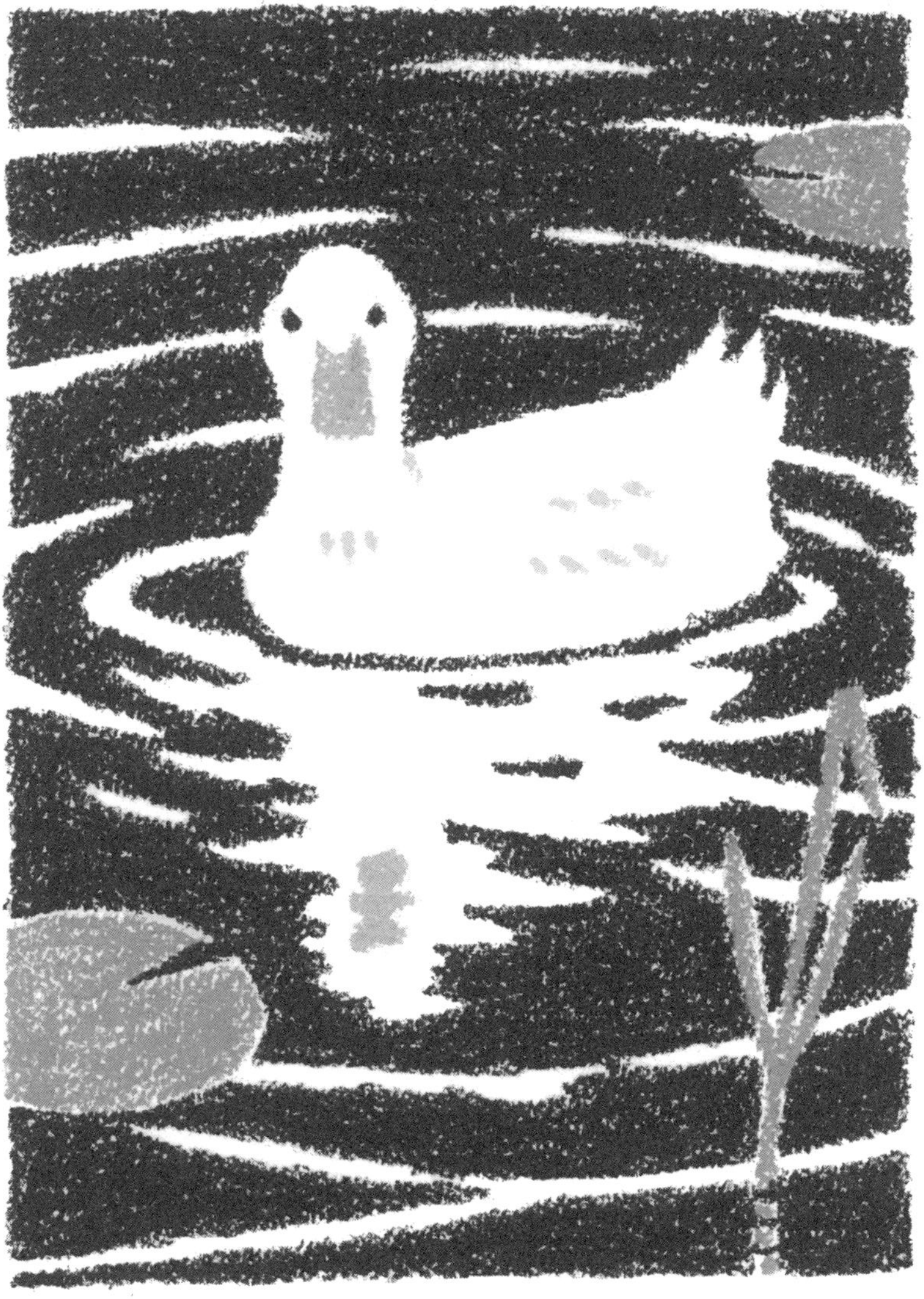

も不思議はないだろう？」

「いや、そういう話じゃないと思うんだけど……」

「しかしキミは毎日毎日、表情がかたいなぁ。せめて一日の終わりぐらいは笑ったらどうだい？」

アヒルのクチバシの動きにあわせて声が耳に入ってくるのだけど、にわかには信じがたい。

アヒルは戸惑う僕に構うことなく、さらに話しかけてきた。

「キミはさあ、眠る前に嫌なことばかりを考えているんじゃないかな？」

確かに、ここ最近は、仕事がうまくいっていない気がするし、それが原因で自然と嫌なことを考えながら眠るのが日課になっていたかもしれない。

「そうだけど……嫌なことっていうのは、考えたくなくても勝手に頭に浮かんでくるものだからね。だいたい、そんなに簡単に笑えたら苦労しないよ」

僕も自然とアヒルにそう返していた。

アヒルがニヤッと笑った…ように見えた。アヒル口だからそう見えて当然か。

「嫌なことを考えて幸せになれるならとことん考えたらいい。怒って幸せになれるなら怒ればいい。でも、そうじゃないだろう？

今日はどんな服を着ようか、何を食べようかってキミは選んでいるよね？　表情だってホントは選べるんだよ？」

アヒルの言葉に思わずハッとした。

「そんな時はさ、まず口だけでも笑ってごらん」

「口だけでも？」

「そうさ、ほら口の端ををにぃ～っと上げるんだ。はい、やってみて」


にぃ～


アヒルに促されて僕は無理やり口角を引き上げた。

「そうそう。不思議と力が抜けて幸せな気分になってこないかい？　そして、キミには手と指があるんだから、ついでにそれを使って目尻を下げてごらん？」

僕はもういつしかアヒルに従っていた。口角をにぃ～っと上げて、両方の目尻を人差し指でギュッと下げてみた。

「グワッグワッグワッ!!」

　アヒルが突然笑い始めた。

「なんだい、その変な顔は」

「変な顔って！　君がやれって言ったんじゃないか」

「そうだね。ごめんごめん。キミは自分の顔が見えないだろうけど、相当面白い顔してるよ。

　でも、考えてごらんよ。キミが笑うと、キミだけが幸せになるんじゃなくて、キミの顔を見た周りの人も幸せになれるんだよ！　フクロウを見てごらん。いつもムスッとした顔をしてるだろ。森の賢者なんて呼ばれてるけど、あれじゃ、ボクは友達にはなれないな」

僕はフクロウのムスッとした顔を思い浮かべた。まあ、賢者がゲラゲラ笑ってるのはおかしいけど、笑ってる方が周りもいい気分になることは間違いないな。

そう考えると、ここ数日の夜の見回り、僕はずっと不機嫌そうな顔をしていたのか。そりゃ、みんなも嫌な気分になるよな。

そう思ったら、つい笑ってしまった。


「そう、その笑顔だ。いいね。これからは眠る前に笑ってごらん。嫌なことが頭に浮かんできてもいいんだ。それは仕方ない。でも、口をニッコリすることはできる。目尻を下げるともっといい。そうすれば**ぐっすり**いい夢が見られることうけ合いさ」

嫌なことが浮かんできてもいいから、口だけは笑ってみる。アヒルが教えてくれたことを何度も頭で繰り返しながら、僕は笑みを浮かべて目尻も下げてみた。

「他のみんなにも聞いてみるといいよ。キミのことは園内でうわさになってるからね。

きっと、**ぐっすり**眠るためのいい方法を教えてくれるはずさ!」

アヒルの教えてくれたことは当たり前のことかもしれないけど、僕はその中に大事なモノを見つけた気がした。

笑顔は自分だけでなく、その顔を見た人たちも幸せにするのだと。

2

アヒル池を後にした僕は、次にパンダの寝床にやってきた。

目を覚ましていたパンダは僕のことをいぶかしそうに見てきた。

僕がアヒルに教えてもらった微笑みを浮かべると、パンダはこちらにノソッと寄ってきてこう話しかけてきた。


「キミのことか、アヒルが言ってたのは。眠れない人間がウロウロしてるって」

「ウロウロって……これが僕の仕事だよ。いつもこうして回ってるじゃないか。ところで、君も眠れる方法を教えてくれるのかい？」

「そうだなぁ。教えてあげてもいいけど、その代わりに美味しい笹をもっとたくさんくれる？」

そう言ってパンダは僕にイタズラっぽく笑った。

そして、くるりと体の向きを変え、後ろにある遊具のタイヤに腰かけ、ゆらゆらとタイヤを揺らし始めた。

「キミたちの世界にもハンモックというものがあるらしいけど、これもハンモックみたいにゆらゆら揺れるから、とーっても気持ち良くなって眠くなるんだ」

「ゆらゆら揺れると眠くなる……確かに電車に揺られてると、いつも寝過ごしそうになっちゃうな」

「ボクたちだって、人間と変わらないさ。リズムよく揺れると気持ちが良くなるし、体は眠気を感じてくるもんだ。だから、眠る前…そうだなぁ、ベッドで横になる前に、目を閉じてこうして体を左右に、

ゆーっくり　ゆーっくり
ゆーらゆら　ゆーらゆら

揺らしてみたらどうかな？」

パンダが気持ち良さそうにゆーらゆらと揺れているのを見てると、自然と僕の体もハンモックに横たわったみたいに左右にゆらゆらと揺れていた。

目を閉じて、

ゆーっくり　ゆーっくり
ゆーらゆら　ゆーらゆら

そう体を左右に揺らしているうちに、眠気に誘われて大きなあくびが出てきた。

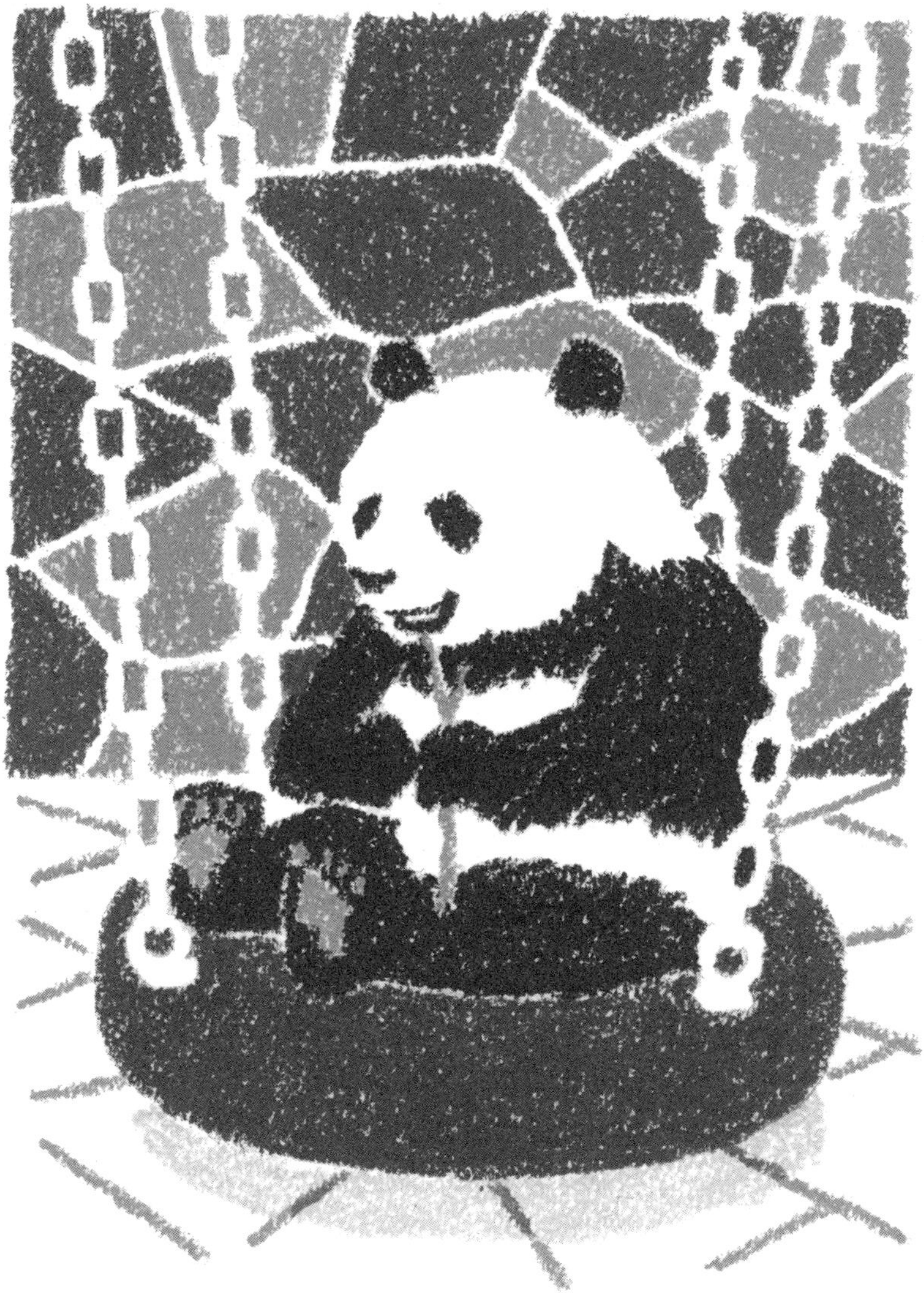

ふあああああ……

目を開けてみると、パンダはもうすっかり眠っていた。

その姿を見ていると、僕も**とろーん**とまぶたに重みを感じてきた。どうやら少しずつ眠くなってきたみたいだ。

3

アヒルやパンダが教えてくれたことをもう一度思い出しながら歩いていると、ウサギたちが眠っている小屋の前にやってきた。

「あら、あなた初めて見る顔ね。ちょうど良かった。寂しいから話し相手がほしかったのよ」

「ウサギさん、**もう遅い時間**だよ。そろそろ眠ったら？」

「あなたこそ、こんな時間にどうしたの。眠れないの？」

「僕はただみんなが何もなく休めているか見回っているだけだよ。まあ眠れないのは本当だけど。何もないなら次に行ってもいいかな」

「あら、冷たい人ねぇ。そうねぇ、それじゃあイイこと教えてあげる。〝冷たい人〟といえば、あなたが眠れないのは体が温まっていないからよ」

「どういうこと？　僕は毎日、眠る前にお風呂に入ってるから体はポカポカだよ？」

「あら、そう？　じゃあ、どうして眠れないんでしょうねぇ？」

「それが分かれば苦労しないさ」

「いい？　私たち動物の体ってね、内から外に熱が出て行くから眠くなってゆくの。赤ちゃんだって手足が温かくなったらおねむのサインって言うでしょ？　あなたの手や足が冷たいってことは熱が外に出る準備ができてないってことよ」

「じゃあ、どうすればいいんだい？」

「こういうのはどうかしら？　耳をかるくつまんで、真横に5秒ほど引っ張ってみるの。それを何回か繰り返してみるといいわ。耳を引っ張ったり揉んだりしてみると、**ゆっくり、じんわり**と体の芯から温まってくるはずよ。

私たちの耳が長いのもよく聞こえるためだけじゃなくて、熱を逃がすためでもある

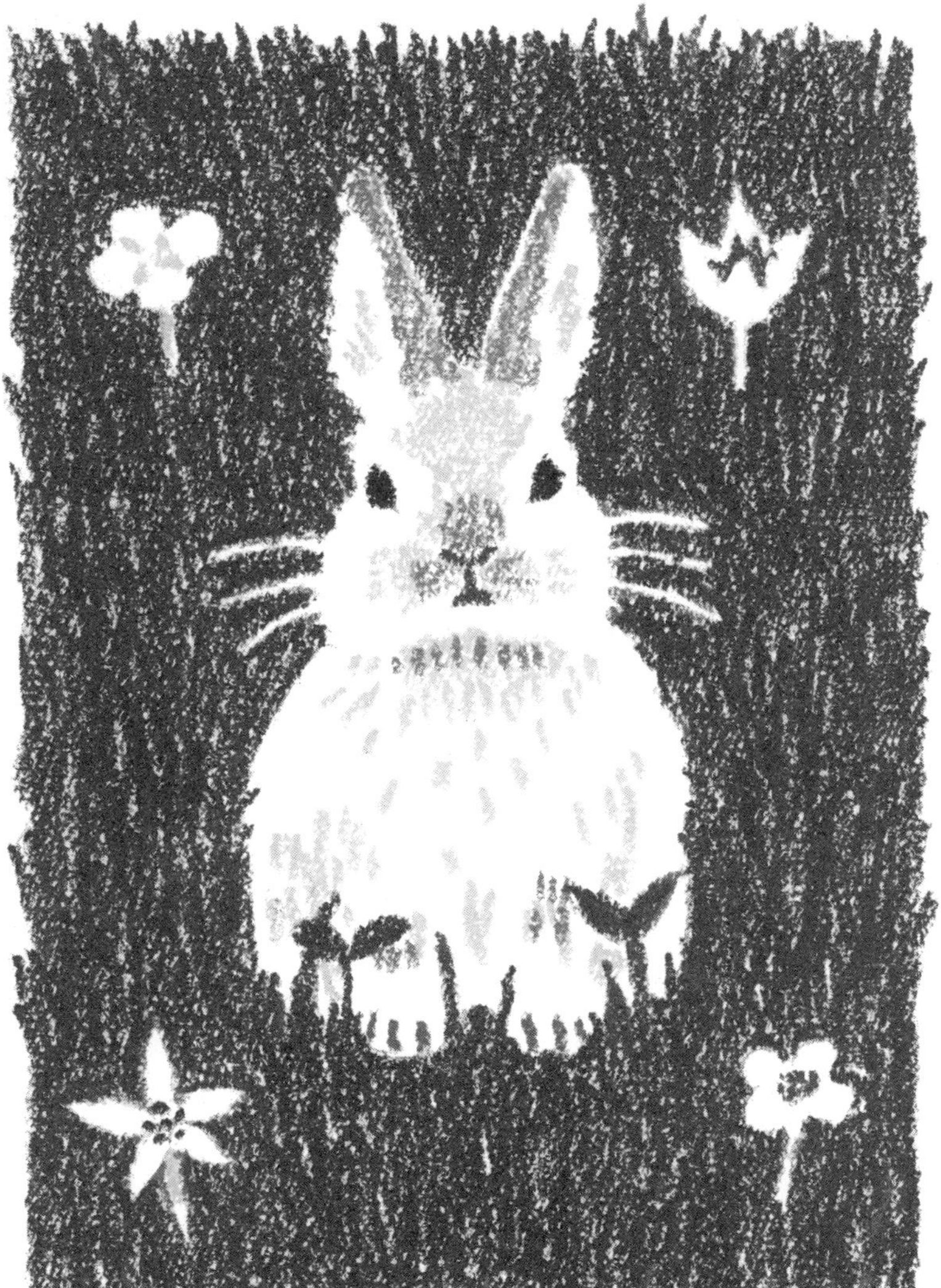

のよ」

そう言って、ウサギは長い耳を動かしてみせた。

「さあ、耳を横に引っ張って数えてみて。

1、2、3、4、5……。

もう一度。

1、2、3、4、5……」

僕はウサギに言われるままに、両耳を指先でつまんでゆっくりと引っ張ってみた。

何度か繰り返していくうちに、耳だけじゃなく体もポカポカと温かくなってきた。

「温かい」

体の内側からじんわりとした温かさを感じた。

「これでぐっすり眠れるんじゃない？」

「うん、これなら眠る前に簡単にできていいね」

僕はこの耳を引っ張る方法が気に入って、ウサギの小屋を後にしてからもずっと耳を引っ張りながら歩いた。ほどよく体も温まってきた感じがして、なんだか気持ち良くなってきた。

次のナマケモノのもとへと向かう僕の足取りが軽かったのも、この夜の見回りを楽しいと思わせてくれた彼らのおかげかもしれない。

みんなそれぞれに眠るための方法を持っているんだなぁ。でも、ナマケモノはどうなんだろう？　そんな方法なんてなくてもいっつも眠っているし。

4

＊

ナマケモノは木にぶら下がりながら〝けだるそう〟に僕を見て、やっぱり〝けだるそう〟に僕に話しかけてきた。

「眠れないんだってね。あのさぁ〜、キミが眠れないのは、頭にも顔にも肩にもぜー

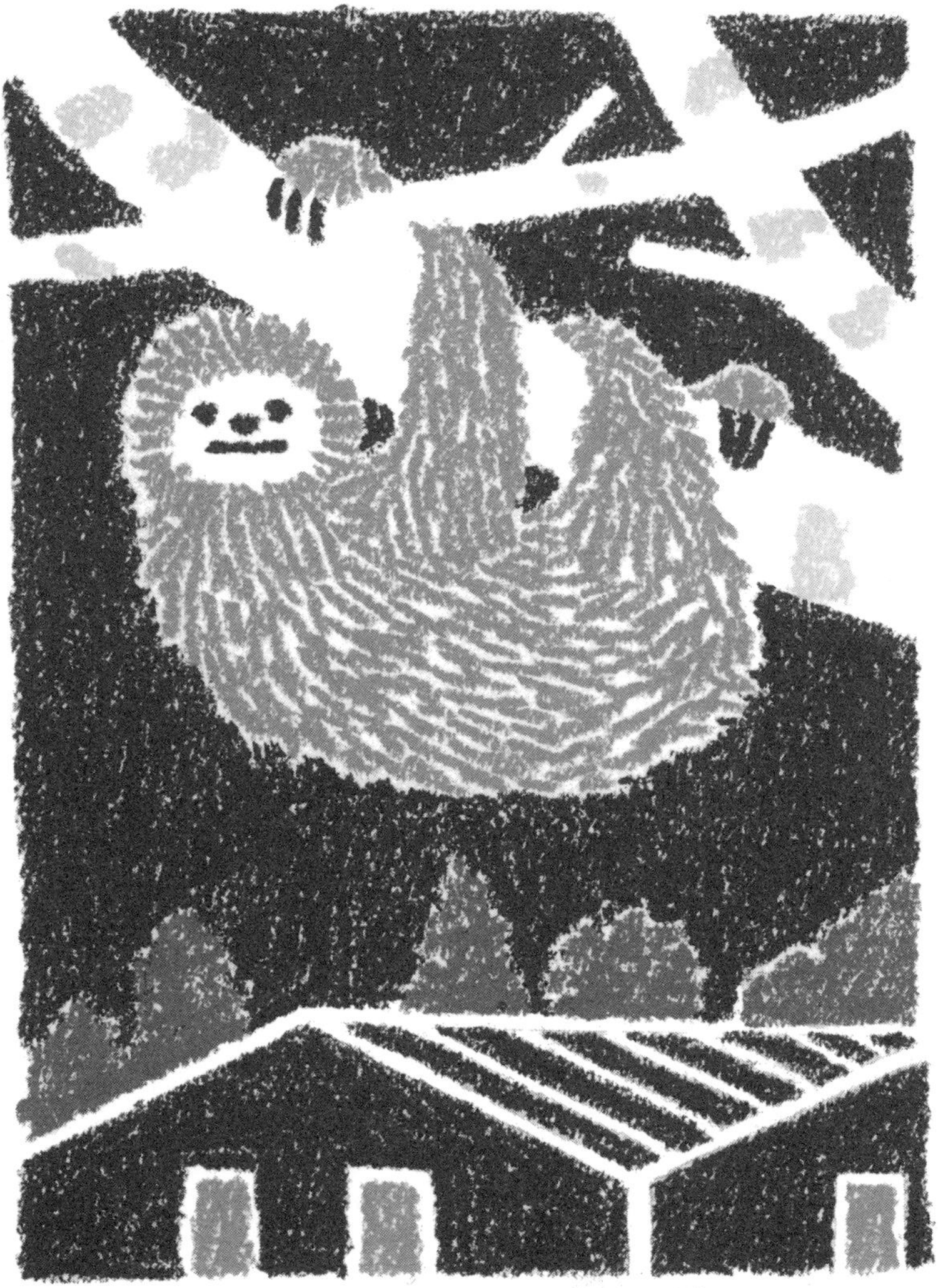

んぶ力が入ってるからだと思うんだぁ～。そうだなあ、もっとボクみたいにだら～んとすればいいんだよぉ～。ああ、そんなこと言ってたら目がとろ～んとしてきたよ。ふあぁ～あ」

大きなあくびをしたナマケモノは今にも眠ってしまいそうだ。僕もつられて大きなあくびが出た。ふあぁ～あ

「どうやったら君みたいにそんなにだら～んとリラックスできるんだい？」

眠そうな目をこすりながらナマケモノが答えてくれた。

「どうやったらって聞かれてもねぇ～、ボクたちはいっつもだら～んとしているからなぁ～。でもね、力を抜くコツってあるんだ。こういうのはどうかなぁ～。

顔にギュ～ッと力を入れてごら～ん。目もギュッと閉じて、鼻も口もギュッと力を入れてみて～。ついでに、肩にもギュッと力を入れて首をすくめて、手や足も同じようにギュ～ッと握って、それで一気にフーッと力を抜いてごら～ん。いいかい？

ギュ～ッ　フーーッ」

僕は体中にギュッ～と力を入れ、ナマケモノの合図で一気に力を抜いてみた。

「これをねぇ～、眠る前に3回やってみるといいよぉ～」

ギュ～～ッ　フーーッ

ギュ～～ッ　フーーッ

ギュ～ッ　ふうううううぅぅ

僕の体がぽかぽか温かく、そして、だんだんふわーっと軽くなっていく気がした。

すると、また大きなあくびが出た。


ふあ〜あ。


リラックスしようと思ったら逆のことをしてみる……思いつかなかったなぁ。

木の上を見上げると、ナマケモノはもう既に**ぐっすり**と眠っていた。スヤスヤと気持ち良さそうなナマケモノの寝顔を見て、僕も幸せな気持ちに包まれた。

その気持ちのまま僕は次に向かった。この園内で一番落ち着く場所へと。

5

大きな体とゆったりとした動きで、いつも安心感を与えてくれる場所、それがゾウの厩舎《きゅうしゃ》だ。温厚で人懐っこいゾウたちはいつも僕を温かく迎えてくれる。

いつもは子どものゾウに寄り添って眠っているお母さんゾウが、今日はむくっと起き上がり、僕の方に近づいてきた。やはり、動物たちの間で僕が眠れないことが伝わっているらしい。

「眠れないんですって？　大変ね」

「今は仕事中だから起きていなくちゃいけないんだけどね。家に帰ったら眠れないのが悩みだよ」

「ねえ、ちょっと聞くけど、あなたはどうしてその鼻を使わないの？　私たちの鼻より短いけど、香りをかぐことはできるんでしょう？」

お母さんゾウは長い鼻をゆらゆらと左右に振ってみせた。

「ああ、もちろん。かげるよ」

「だったら、私たちみたいに鼻を使えばいいのよ」

「どうやって使うんだい？　鼻を使って眠る方法なんて思いつかないな」

僕は自分の鼻を触ってみたり、ひくひく動かしてみたりした。

「鼻は香りをかぐためにあるでしょ？　私たちの鼻だって長いだけじゃなくて、あなたたちよりも鼻がきくから生き残っていけるのよ。この子だってね、私の匂いがすると安心して眠れるの」

子どものゾウは母親の足元でスヤスヤと眠っていた。本当に気持ち良さそうだ。

「あなたも安心できる匂いとか、好きな香りってあるんじゃない？　こういうのはどうかしら？」

そう言って、お母さんゾウは長い鼻で〝あるもの〟を巻き上げ、僕にポーンと投げてきた。僕が手にしたものはオレンジだった。

「あなたのことを聞いてね、夕食の残りを取っておいたの。覚えてる？　あなたがまだ子どもの頃、ここでオレンジを私の口に入れてくれたこと」

その言葉で、子どもの時の思い出が一瞬にして蘇った。

両親に連れられて初めてこの動物園にやってきた日のことだ。ゾウのエサやり体験で、確かにオレンジをあげた。喜んで食べる姿を見て、そこからこの仕事をしようと思ったんだっけ。

それにしても、まさかその時のゾウだったとは……。

「懐かしい思い出と一緒に今日はぐっすり眠れるといいわね」

普段は何気なく食べていたオレンジだけど、こうして改めてオレンジの香りをかぐと、甘く爽やかな香りが鼻の中をスーッと通り抜けた。

オレンジの香りが僕の中に懐かしさを呼び起こした。

お母さんゾウの言うように安心できて、好きな香りは僕をとても心地良い気分にしてくれた。

手に持ったオレンジの香りをかぎながら、僕は足音を消すように、静かに厩舎を出た。

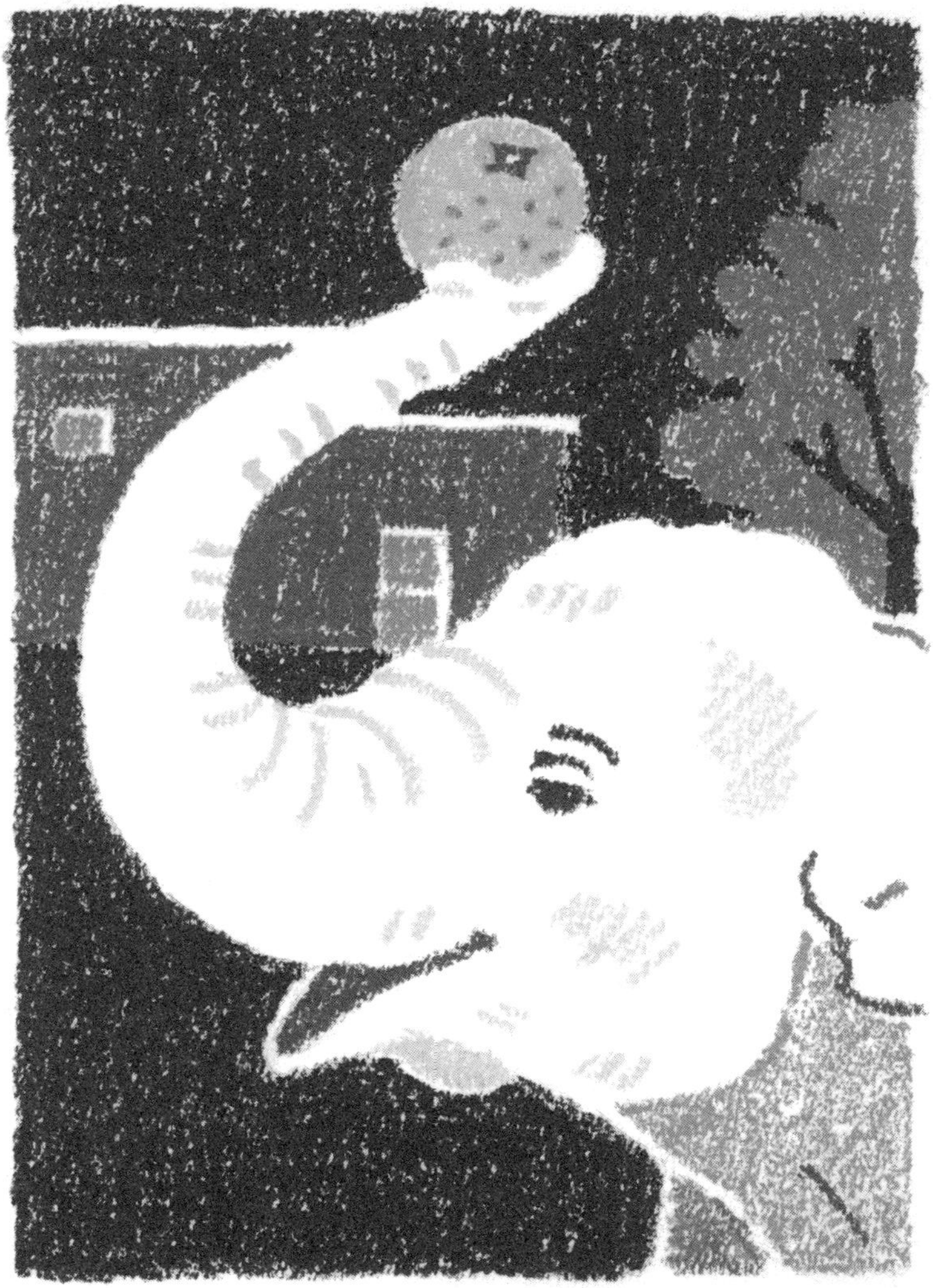

ゾウの厩舎を出てからも、オレンジの香りがまだ鼻に残っていて、穏やかな気分で見回りを続けることができた。

6

ラクダのいるエリアではみな同じ体勢で地面にひざを折り、目を閉じていた。どうやら異常はなさそうだ。僕は気持ち良さそうに眠るラクダをうらやましく思いながら次へ向かおうとした。すると、気配を感じたのか、一頭のラクダがのそっと起き上がった。

「起こしてしまったかな。ごめんね」

「いや、起きていたよ。しかし、人間ってのは夜も休みなく働くんだなぁ。いったいキミたちはいつ休むんだい？」

そう言ってラクダは僕のほうに近づいてきた。

「僕たちだって交代で昼と夜に働いているだけで、仕事が終わればちゃんと休んでるよ」

「それはそれはご苦労さん。しかし、本当にリラックスして休めているのかい？なんだか人間てのは、眠る時もあれやこれやと何かを考えているって噂じゃないか。なにせ考えすぎっていうのはよくないよ」

「ははは、そういう人もいるだろうねぇ」

笑ってごまかしたが、僕だっていつも眠るギリギリまで何かを考えてるもんなぁ。

睡眠時間を取っているのに朝起きてもだるい時があるのは、ひょっとして考えすぎが疲れの原因なのだろうか。

「どうしたら君みたいにそんなにリラックスして眠れるのかな？」

僕はついラクダに聞いてみた。

すると、ラクダは口を大きく開けて、よだれをとろ〜んと垂らした。


「うわ……」

「おいおい、汚がってはいけないよ。いいかい、キミたちだって、居眠りしていたらよだれが出るだろ？　それがリラックスの秘訣さ。よだればかりの人間の赤ちゃんは、さしずめリラックスの天才だよね」

「でも、眠る時にご飯を食べてもいないのに、よだれなんてどうやったらたくさん出せるんだい？」

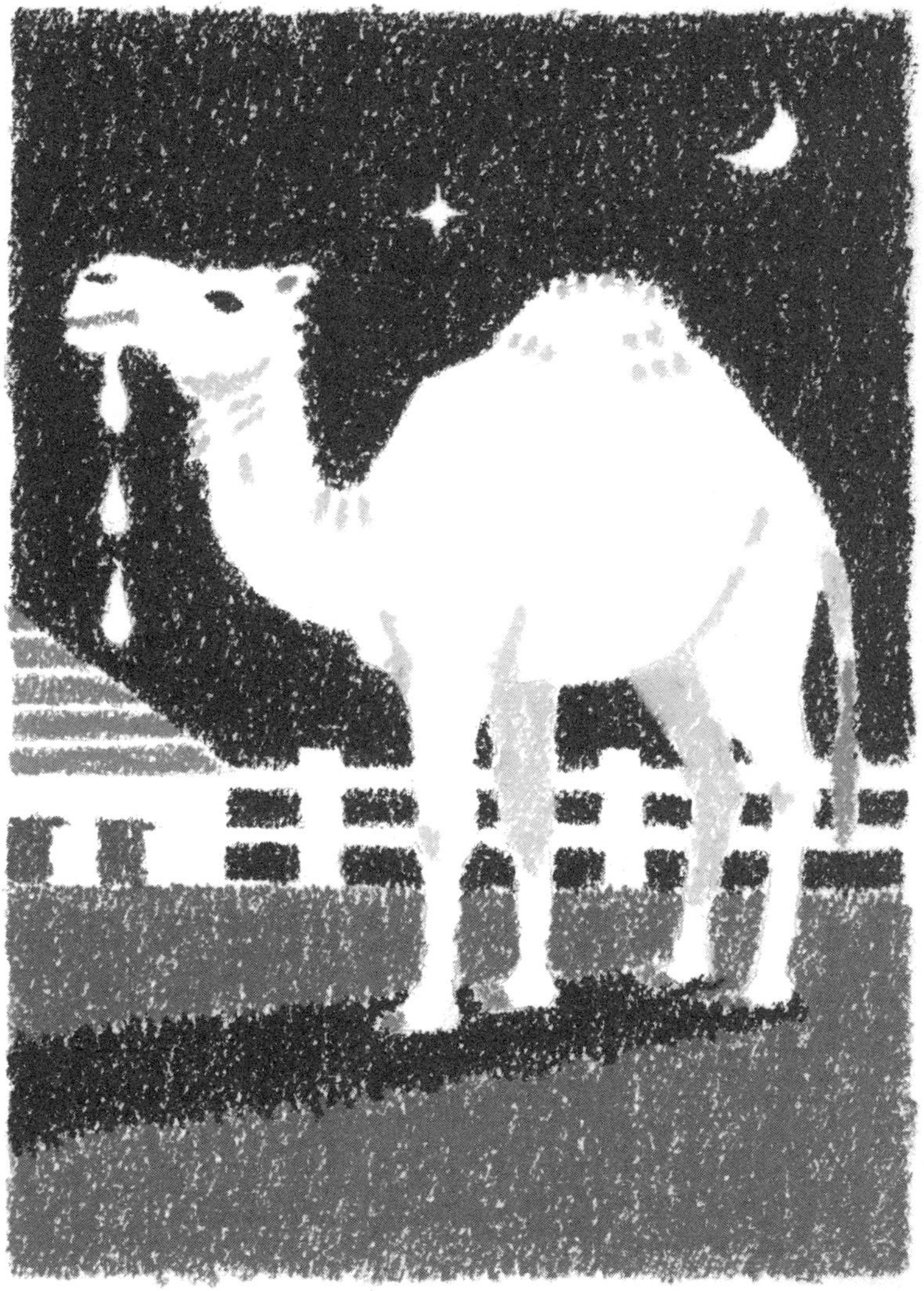

「簡単だよ。さあ、一緒にやってみよう。口の中で上あごに舌をつけてブラシでゴシゴシと磨くようにして動かしてごらん」

僕はラクダに促されて、上のあごに舌をくっつけて、前後左右にゴシゴシと磨くようにゆっくりゆっくりと舌を動かした。

ごし、ごし、ごし、ごし――

するとよだれが口の中に出てくるのを感じた。

「そう、その調子。繰り返してごらん」

ごし、ごし、ごし、ごし――

「どうだい、リラックスしてきただろう？」

「そうだね、なんだか体の力が――

ふわあああああ」

「おやおやさっそく効いてきたようだね。それじゃおやすみ。お互いに良い夢を」

そう言って、ラクダはみなが待つところに戻り、またひざを折って目を閉じた。

なんだか、だんだん眠くなってきたなぁ。

ウトウトしながら僕は次の場所へ向かって歩き出した。本当を言うとそこはあまり気が乗らないところなのだけど……。

7

ライオンはまるで僕を待っていたかのように悠然とした表情で伏せていた。暗闇に光る百獣の王の眼を見ると、僕はいつも足がすくんでしまう。

ああ、情けない。これが仕事なのに……。

「……小僧、そんなにおびえるな。まったく人間ってのは気が小さいヤツばかりだな。時にお前、眠れないんだってな。どうしてか、オレが教えてやろうか？」

「え、分かるんですか？」

「当たり前だ。オレは百獣の王だからな。いいか小僧、お前が眠れないのはな、つまりは表情だ。表情がかたいのだ」

「アヒルにも同じことを言われました」

「あいつには『笑え』とでも言われたんだろ。でもな、オレが言いたいのはそういうことではない。肝心なのは、表情を柔らかくして、力を抜くことだ。そのためには、

口を大～きく開ける。

ようするに意識してあくびをするんだ。オレたちライオンの世界でもあくびをする時は相手に気を許す時――つまりリラックスしてる時だからな」

そういえば、そういった話を以前、先輩からも聞いたことがある。

「いいか、オレみたいに口を大きく開けてみろ。そうすることでムダな力が抜けるんだ。いいか、リラックスする時はお前たち人間だって伸びをするだろ。それと同じで、口だってゆっくり大きく開けばリラックスできる」

「そんなことで眠れるのかなぁ」

「ほーら、またお前はそうやって頭でばかり考える。やってみればいいんだ。頭を使って眠れないなら体を使え。難しく考える必要はない。ともかくやってみろ」

僕はその場で伸びをしながら大きく口を開けてみた。

ふわあああああ。

すると、不思議なことに自然とそれはあくびに変わった。

もう一度口をゆっくりと大きく開けてみた。

ふわあああああ。

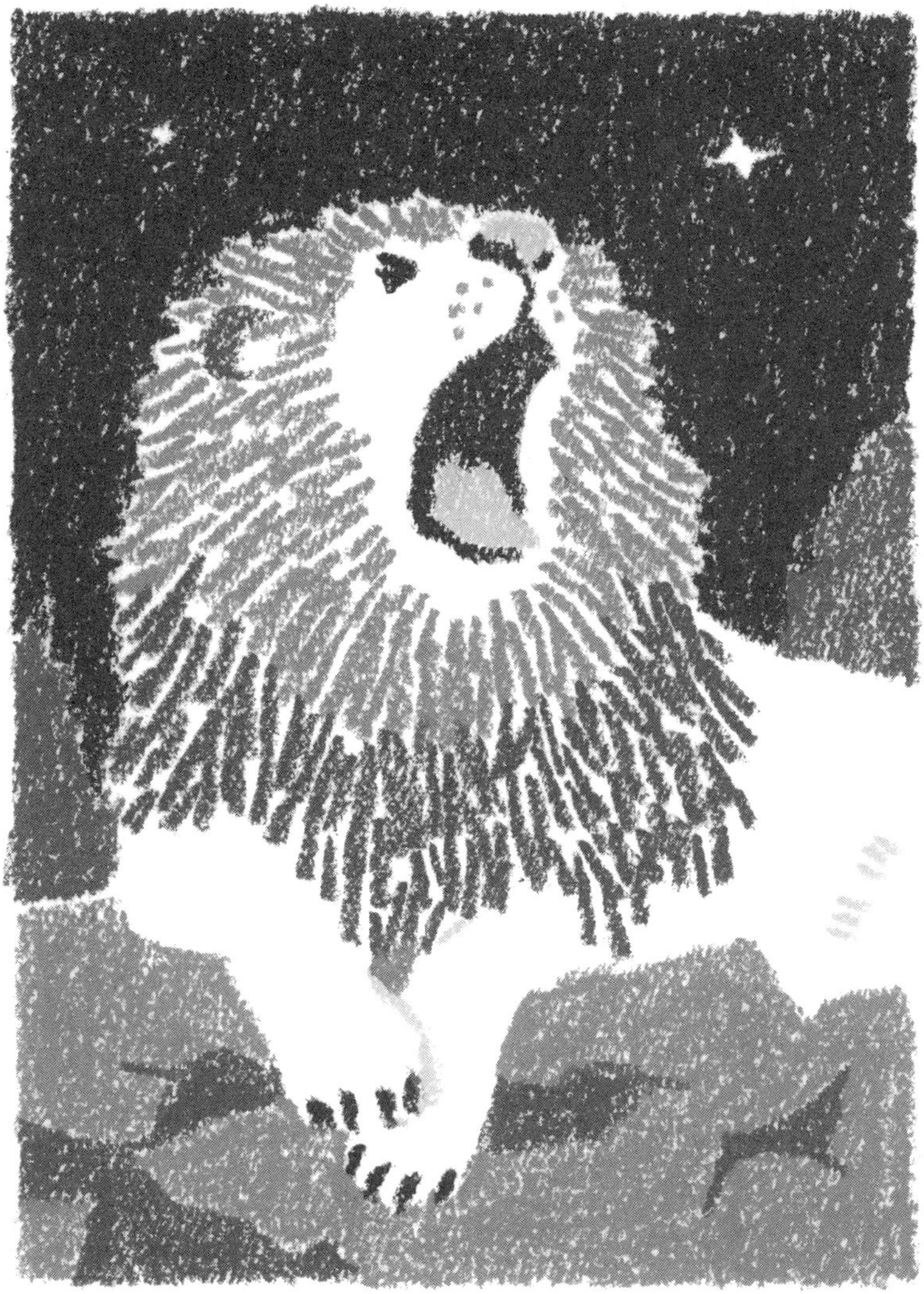

涙が出るぐらいの大きな大きなあくびが出た。心なしか頭もスッキリとしてきた。

やっぱり僕は色々と難しく考え過ぎていたみたいだ。

ついついやる前から、〝こんなことは意味がない〟と思い込んでしまっていた。

「いいぞ、小僧。それでいい。あくびは眠くなったら自然に出るものだが、別にそれを待つ必要などない。こっちからあくびを出せば力が抜けて眠くなってくるものだからな」

ライオンが口を大きく開けているのを見ていると、僕にもうつってしまい、また大きなあくびが出た。


ふわあああああ。

ああ、なんだか眠気がやってきた。心と体は繋がっていると言われるけど、本当にその通りだ。

「もうオレのことは怖くないだろう？　では、ぐっすり眠るがいい」

ライオンの檻《おり》を後にして、僕は人目を気にすることなく、大きくグーッと伸びをした。そして、きれいな星空を眺めながら、園内一の長老であるカメたちが住む丘を目指した。

8

僕がここで働くずっと前から生きているカメは、どんなことを教えてくれるのだろう。そんなことを楽しみにしながら、岩のようにじっとしている姿のカメに近づいた。動いてるのかいないのか分からないぐらいのゆったりとした動きで、カメは首をこちらに向けた。

「若者よ、お勤めご苦労じゃな。お前さんも眠れないんだね？」

カメはずいぶんとしわがれた声で僕に語りかけてきた。

きっとカメは年の功でたくさんの知恵を持っているに違いない。もしかしたら僕たち人間よりも。

僕はこれまでの動物たちに教えてもらったように、カメにもぐっすり眠れる方法はないか聞いてみた。

「いいじゃろう、若者よ。ワシたちがどうして長生きできるか知っとるかな？」

「うーん、それは……ゆっくりと動くことでエネルギーをムダ使いしてないからでは？」

「そうじゃな。ワシたちはもうずいぶんと前から、ゆっくりとしか動けん体になっておるからな。それに比べ、人間はいつも何かに焦ってるのか、ゆっくりと動くことを忘れとるようじゃの。息することさえも急いでないか？」

言われてみれば、なんとなく時間に追われて生活してるような気がするし、呼吸だって、浅いから疲れやすいのかもしれない――。

「ワシらが長生きできるのは**ゆっくり**と動き、そして、**ゆっくり長〜く**呼吸をしとるからじゃ。

長生きのコツは長息〈ながいき〉じゃ。フォフォフォッ」

「長息は長生き……うまいこと言いますね」

「ユーモアも大事じゃぞ。心にゆとりを持たんとな。若者よ、ゆっくりと呼吸するのをいつも心がけることじゃ」

「じゃあ、ゆっくりと呼吸をすればいいだけですか？」

「ワシがお前に教えたいのは眠る前の呼吸じゃよ」

「眠る前の呼吸……」

「そうさの。眠る前には鼻の右側を指でおさえて、左側だけで息を吸って吐いてみるんじゃ。**ゆっくり**とな」

なぜ両方で呼吸してはいけないんだろう？　不思議に思いながらも僕はカメの言う

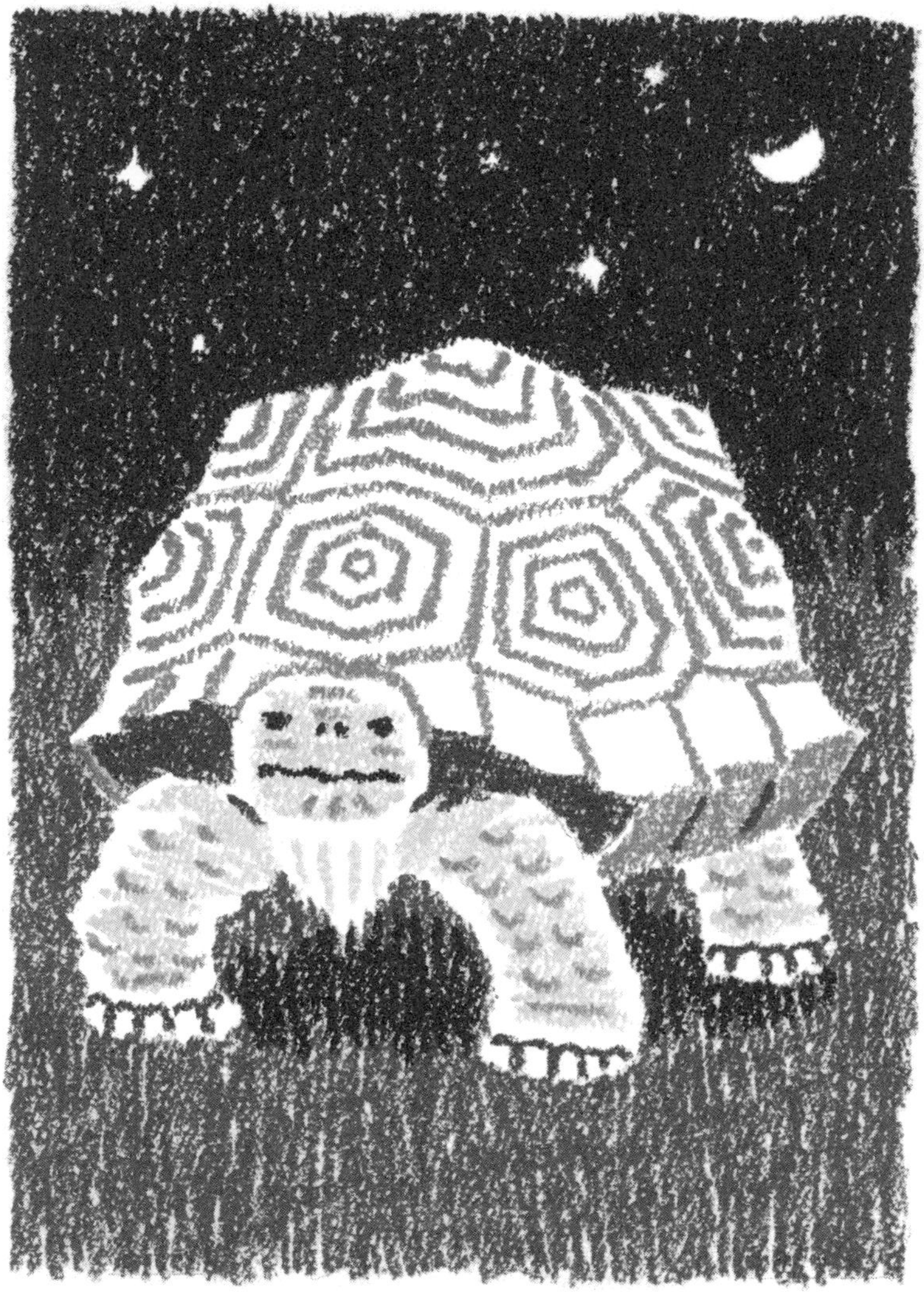

通り、指で鼻の右側をおさえて、反対側からゆっくりと息を吸い、そして、ゆっくりと息を吐き出した。

「そうじゃ。目をつぶってそれを繰り返すんじゃよ。

ゆーーっくりと、ゆーーっくりと」

なんだかスーッとした気分になって眠気がやってきた。

「眠りにつくのもお前さんの人生も全部、同じこと。慌てず焦らずゆっくりとじゃ。

さあ、お勤めが終わったら**ゆっくり休みなさい**」

長老らしい言葉だった。

カメは務めを果たしたと言わんばかりに、首を甲羅の中にすくめてゆっくりと目を閉じた。

僕はカメにお礼を伝えたかったが、眠ってしまっていたので、軽く会釈だけをして、そっとその場を後にした。

見回りながら**ぐっすり**と眠っている動物たちを見ていると、僕のまぶたも**とろ〜ん**と落ちてしまいそうだった。家に帰ったら**すぐにでも眠れそうだ**。見回りもあともう少し。頑張ろう。

9

＊

「ようやく眠くなってきた？」

ヒツジがそう話しかけてきた頃には、僕はもう、眠ってしまいたかった。

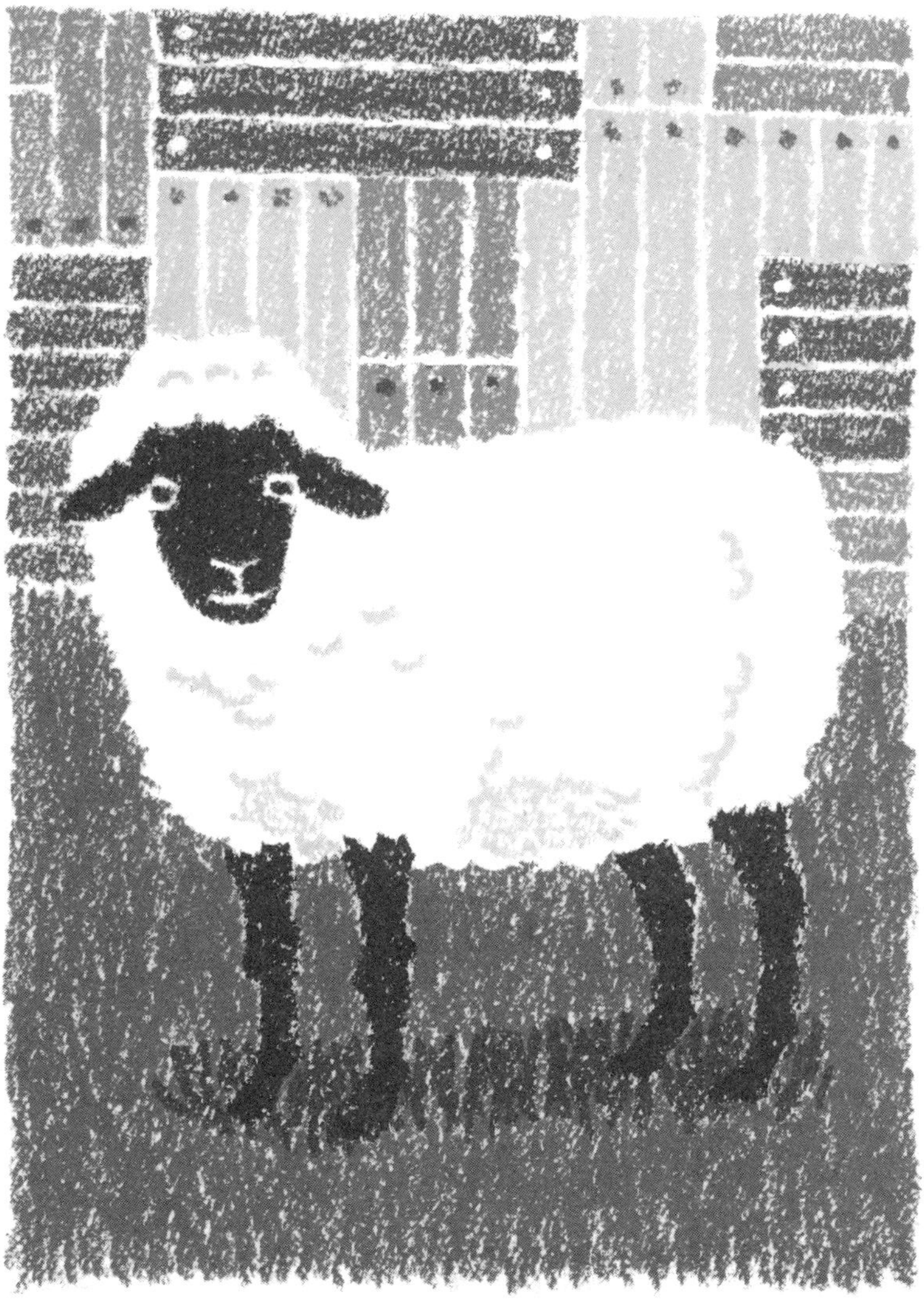

「いいんだよ、眠くなったら眠っても。

ボクたちってさ、いっつも眠れないキミたちの頭の中に呼び出されるんだよ。〝ヒツジが1匹、ヒツジが2匹……〟ってね。でもさ、それで眠れた試しなんかないだろう？」

「うん、一度も」

「いちいち呼び出されちゃこっちが眠れないよ。数を数えて眠りたいならもっといい方法があるよ。教えてあげようか？」

柵《さく》の向こうからヒツジが僕の元に駆け寄ってきた。昼も夜も変わらず人懐こいなぁと感じながらも、僕はこれまでの動物たちも、みんな同じように僕に優しくしてくれたことを思い出していた。

ライオンも、ゾウも、ラクダも――動物たちとのコミュニケーションに悩んでいた

郵 便 は が き

62円切手を
お貼り
ください

101-0003

東京都千代田区一ツ橋2-4-3
光文恒産ビル2F

(株)飛鳥新社　出版部

『眠れなくても、まぁいいか』
読者カード係行

フリガナ ご氏名	性別　男・女 年齢　　　歳
フリガナ ご住所〒 TEL　　　(　　　)	
ご職業　1.会社員　2.公務員　3.学生　4.自営業　5.教員　6.自由業　7.主婦　8.その他(　　　)	
お買い上げのショップ名　　　所在地	

★ご記入いただいた個人情報は、弊社出版物の資料目的以外で使用することはありません。

このたびは飛鳥新社の本をご購入いただきありがとうございます。

今後の出版物の参考にさせていただきますので、以下の質問にお答えください。ご協力よろしくお願いいたします。

■この本を最初に何でお知りになりましたか
1.新聞広告（　　　　　　新聞）　2.雑誌広告（誌名　　　　　　　　　　）
3.新聞・雑誌の紹介記事を読んで（紙・誌名　　　　　　　　　　）
4.TV・ラジオで　5.書店で実物を見て　6.知人にすすめられて
7.その他（　　　　　　　　　　）

■この本をお買い求めになった動機は何ですか
1.テーマに興味があったので　2.タイトルに惹かれて
3.装丁・帯に惹かれて　4.著者に惹かれて
5.広告・書評に惹かれて　6.その他（　　　　　　　　　　）

■本書へのご意見・ご感想をお聞かせください

■いまあなたが興味を持たれているテーマや人物をお教えください

※あなたのご意見・ご感想を新聞・雑誌広告や小社ホームページ上で
1.掲載してもよい　2.掲載しては困る　3.匿名ならよい

けど、彼らと距離を置いていたのは僕の方だったのかもしれない。自分が先に心を閉ざしてしまったからこそ、動物たちも寄ってこなかったんだ。

きっとそれは人でも同じことなんだろうな……。

そんなことを考えていると、ヒツジがかまってほしそうに大きく首を振った。

「ねえねえ、教えてあげようか？」

「そうだね、ぜひお願いするよ」

「いいよ。じゃあね、まずは目を閉じて。

そしたらね、50から2つずつ数字を引いて、50、48、46、44…と頭の中で数えながら**ゆっくり**と呼吸してみて」

さっき、カメに教えてもらったおかげで、自然とゆったりとした呼吸ができた。頭の中で数字を逆に数えていく。

50、48、46、44、42、40、38、36、34、32、30、28、26、24、

22、20、18、16、14、12、10、8、6、4、2、0、……。

「どう？　数字を数えている間は他のことを考えられないから、嫌なことも頭に浮かんでこないし、眠くなるし、一石二鳥でしょ？」

数えることと呼吸をゆっくりすること。

余計なことが頭に浮かばないし、これはとっても良い方法だ。すぐに眠れそうだ。

「ありがとう。おやすみ、ヒツジさん」

ヒツジは名残惜しそうに僕を見つめてきた。また明日も会えるのに…と思いながら

も、ヒツジが僕のことを認めてくれたようで嬉しかった。
眠りに必要なのは何もリラックスや体を緩めるってことだけじゃないんだ。
頭を使ってしまうならそれを逆に利用すればいいのか。

ふわぁぁぁぁ。

10

ここにいる動物たちのおかげで、ようやく**ぐっすり**眠れそうだ。
家に帰ったら**ゆっくり**と眠ろう。彼らが教えてくれた方法で。
そんなことを考えながら歩いていると、また声が聞こえてきた。

「キミは眠りたいけど眠れないそうだね？　どうして眠れないんだろう？」

声は僕の頭のはるか上からだった。見上げると、キリンがつぶらな瞳で僕を見つめながら首を下げてきた。

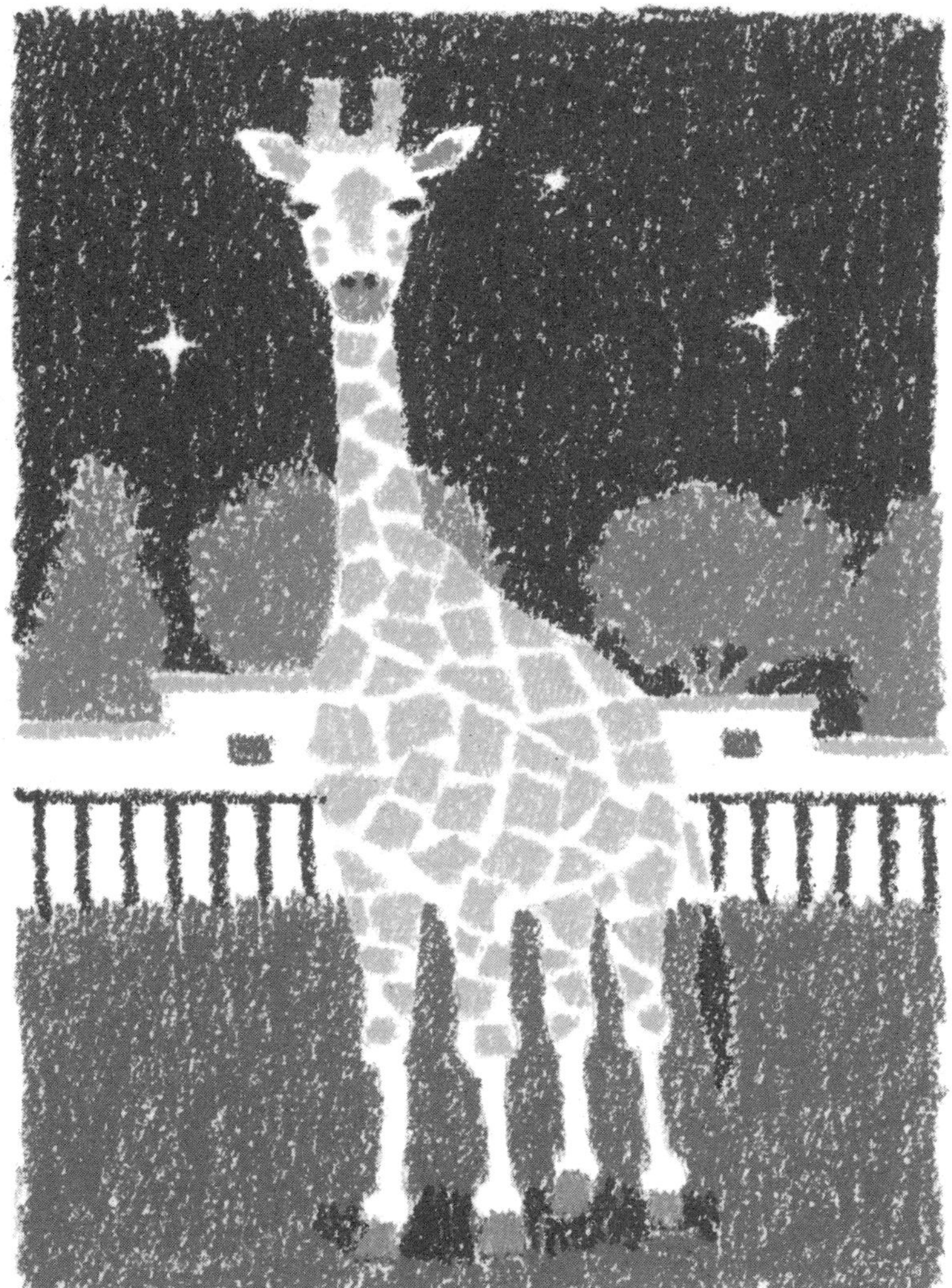

「キミが来るのを首を長くして待っていたよ。キリンだけにね。はっはっはっは。アニマルジョークさ」

……ちっとも笑えなかった。


「おいおい、笑っておくれよ。心にユーモアを持つことは大切だぞ」

「それはそうと、キリン君はよく眠れる方法は知らないんじゃない？　園長に聞いたんだけど、君たちはほとんど眠らなくても大丈夫らしいじゃないか」

「いやいや、そんなことはないよ。ボクたち草食動物は天敵から身を守るために、眠れる時は、ぱっと眠りにつかなければならない。たとえそれがわずかな時間であってもね。そしてすぐに眠るには秘密があるんだ」

キリンは得意げな顔をして僕を見た。

「秘密？……なんだろ？　聞きたいな。教えてくれない？」

「その前に、キミが眠れないのはどうしてかな？　考えたことはあるかい？」

「どうして？　と聞かれても。うーん……」

僕は考えてみたけどスッキリする答えが思いつかなかった。

「なんだろう。分からないな。眠ろうと思えば思うほど眠れなくなるっていうか……」

するとキリンはニッと歯を見せて笑った。

「それが答えだよ。つまり、こういうことだ。〝眠らなきゃ〟とか、〝眠ろう〟、〝眠りたい〟――そう強く思えば思うほど、頑張れば頑張るほど、眠れないものだからね。だって、眠れないことをずっと考えているんだから」

「……本当だ」

確かに僕は頑張って眠ろうとしていた。
頑張るってリラックスすることと反対なのに。
そして、『頑張って起きていなきゃ』とか『眠っちゃいけない』って思った時はたいてい眠くなることにも気がついた。
キリンは僕の顔のそばまでまた首をぐっと下げて、ささやくようにしてこう言った。

『眠れなくても、まぁいいか』

キミが眠れるようになるためのおまじないの言葉さ。心の中でもいいからつぶやいてごらん」

（眠れなくても、まぁいいか）

（眠れなくても、まぁいいか）

キリンが教えてくれた秘密の方法……その言葉を僕はそっとつぶやいた。

今までどれだけ眠ることに一生懸命になっていたんだろう。

この言葉をつぶやくと、なんだか目の前の霧がすーっと晴れたような気がして、心が一気にほぐれた。そして体の力もストンと抜けた。

ふわあああああぁあぁ

また大きなあくびが出てきた。

もう今すぐにでも眠れる。早く眠りたいなぁ。

「さあ、明日に備えて、今夜はもうゆっくりと休むんだよ。『まぁ、いいか』と思ってるぐらいでちょうどいいんだよ。大丈夫。今日は**ぐっすり**眠れるよ。いい夢が見れるといいね」

キリンは遠ざかる僕の背中をずっと見送ってくれた。

今夜、彼らが教えてくれたお陰で、心も体もすっかり力が抜けて眠るのが楽しみになってきた。

見回りを終えた僕は、今、来た道を振り返り、眠る方法を教えてくれたみんなに向かってそっと呟いた。

「おやすみ。また明日——」

11

僕が目を覚ましたのは自分のデスクだった。**ぐっすり**眠っていたのか、口もとによだれがついていた。

「さあ、そろそろ見回りにでも行きましょうか」

この春に入ってきた新人の女性が僕に声をかけた。

「どれぐらい眠っていたかな?」

「時間までは分かりませんが……。でも、すごく気持ち良さそうでしたよ、フフフ。

先輩がうらやましいです。私、最近あんまり眠れなくて。まだ緊張してるんですかね？」

「それもあるだろうね。よし、じゃあ見回りがてら、ぐっすり眠れる方法を教えてあげよう」

「え？　本当ですか？」

「ああ。でも、これからちょっとばかり不思議な話をするけど、まあ、おとぎ話だと思って聞いてね――」

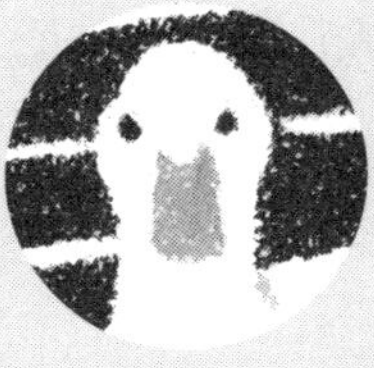

アヒルの教え

口角を上げて、目尻を下げて笑顔を作る。

カリフォルニア大学のポール・エクマン教授が行った研究では、作り笑いをしただけでは前向きな気持ちにならないことも分かっていて、目の周りにある眼輪筋に刺激を与えることによって脳内で楽しい気分を作るようです。

また、笑顔を作ることで、ほお骨の下あたりにある脳をリラックスさせるツボを刺激し、リラックス時に出る「α波」という脳波になると言われています。

〝笑う門には福きたる〟と昔から言いますが、〝笑う門〟とは「口の端（口角）」を上げると考えても面白いかもしれませんね。

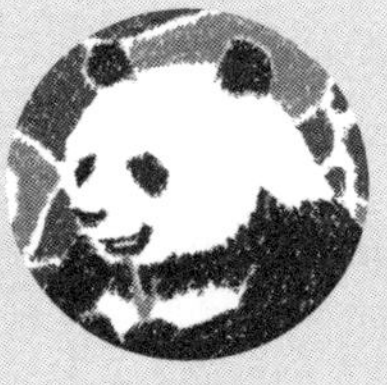

パンダの教え

眠る前に、ゆっくりゆらゆらと左右に揺れる動きをする。

ベッドで眠るよりも、ハンモックで眠る方が早く眠りに落ちて、深い眠りにつけるという実験結果がスイスの科学者によってもたらされています。

また、リラックスするにはセロトニン（安らぎや精神の安定を図る神経伝達物質）という脳内ホルモンが必要ですが、一定のリズムの時にセロトニンがよく出ると言われています。

なかなか部屋にハンモックを置くことは難しいでしょうから、眠る前に一定のリズムでゆったりと海藻が海の中に揺れているイメージで体を動かすと良いでしょう。

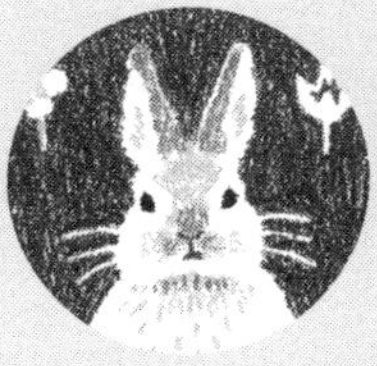

ウサギの教え

耳を引っ張ってみる。

耳を引っ張ることで、自律神経を司る脳の部位(視床下部)を支える蝶形骨《ちょうけいこつ》と呼ばれる骨の緊張をほぐすことに繋がります。蝶形骨は耳がついている骨のすぐそばにあるので、耳を引っ張ることが有効だということです。そして、頭の緊張がほぐれることで、全身にもそれが伝わりリラックスや疲れをとる効果があります。

また、耳に刺激を与えることによって、首筋の大きな血管の流れを良くします。これで体を温めます。さらには、唾液腺やリンパ腺も刺激されリラックスできる効果があるので、耳を揉んだり、引っ張ったりしてみることをオススメします。

リラックスの天才である赤ちゃんや子どもの耳は柔らかいですよね。特に耳を触って硬いと感じる人はぜひやってみてください。

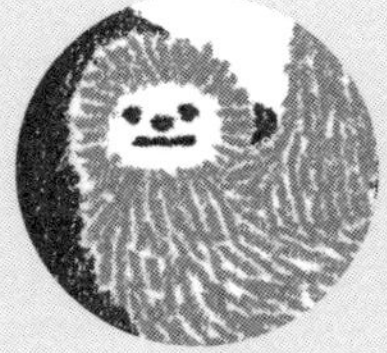

ナマケモノの教え

全身に一度
力を入れ、
一気に緩める。

アメリカの神経生理学者エドモンド・ジェイコブソン博士が発案した「筋弛緩《きんしかん》法（漸進的筋弛緩法）」というメソッドがありますが、緊張やストレスや不安など、ネガティブな感情を体からのアプローチで和らげる（リラックスさせる）効果があるとされています。

本作でも、このメソッドをベースにしています。筋肉に一度力を入れ、そこから力を抜いてリラックスすることで、心理的にも安心感を得られます。「肩の荷がおりる」や「ほっと胸をなでおろす」という言葉があるように、安心感が出ると体も緊張が解けて力が抜けますよね。それを意識的に使ってみるのが本作でのメソッドです。不眠症の治療に応用されることもあり、不眠の改善効果も出ているという研究結果もあります。

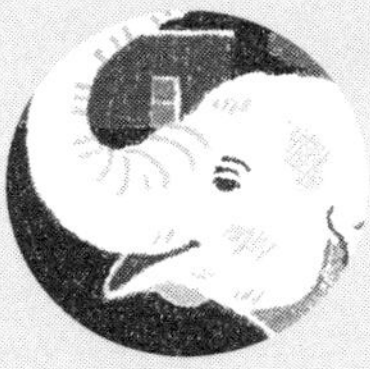

ゾウの教え

安心できたり落ち着くことができる香りを嗅ぐ(オレンジの香りを嗅ぐ)。

アロマオイルの中でもオレンジ・スウィートの爽やかな甘い香りや柑橘系の香りというものは、緊張を和らげ、リラックスさせてくれる効果があります。また、イライラやストレスなどを緩和するその香りの効果から安眠にも良いとされています。

もちろんオレンジの香りが苦手な人もいるでしょうから、ご自身の好きな香り、安心感の湧く香りを選ぶことが大切です。何より大事なことはぐっすりと眠ることなのですから。

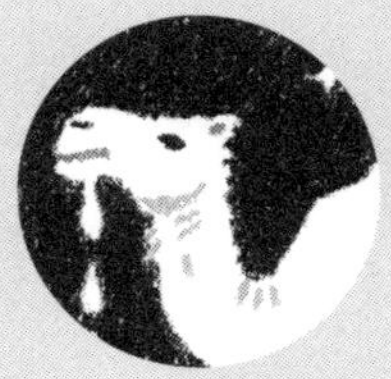

ラクダの教え

唾液を出す。

唾液とリラックスは非常に密接に関係しています。なぜなら、唾液の分泌をコントロールしているのは緊張とリラックスのバランスを司る自律神経（交感神経と副交感神経）だからです。緊張している時によく口が渇くことがありますが、それは交感神経が優位になり、唾液の分泌をやめてしまうからです。反対に、リラックスしている時には副交感神経が優位になり、唾液が分泌されるようになります。

スポーツ選手などもガムを噛んで唾液を出し、リラックスする様子がよく見受けられますね。リラックスしたら唾液が出るという体の働きを利用して、先に唾液を出してリラックス状態を作ってしまうことが有効です。舌を上あごにつけてこすってみたり、口の中で内ほほに円を描いてなぞるように動かして唾液を出してみましょう。

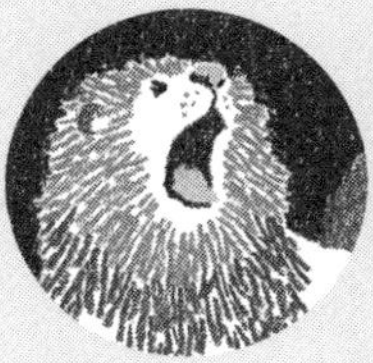

ライオンの教え

口を大きく開ける（意識的にあくびをする）。

人間の体は、緊張状態とリラックス状態の振り子時計のようにしてバランスを保ちながら活動をします。緊張状態が続くと体にも負担があるため、緩和しようとあくびを出しリラックスさせようとします。また、あくびをすることで呼吸もゆっくり深くなり、息を大きく吐くことで副交感神経を優位にすることができます。あくびをすることで、人間は無意識に緊張からリラックスへと導かれるようです。無意識でやっているあくびを意識的にしてみることで、眠れない時のイライラを体からのアプローチで和らげてみてください。ただし、口を大きく開けすぎてあごを痛めないようにだけ注意してください。

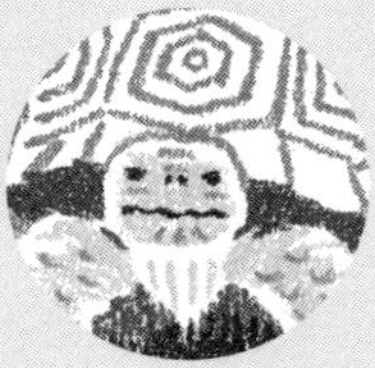

カメの教え

片鼻でゆっくりと呼吸をする。

良い睡眠をとるには自律神経（交感神経と副交感神経）のバランスが大切です。

右の鼻孔は交感神経、左の鼻孔は副交感神経とつながっています。ヨガの呼吸法の中でも〝片鼻呼吸法〟というものがあります。左右交互に片鼻で呼吸を行うことで自律神経を整え、ストレスを和らげ、リラックスに導くことを目的とします。

緊張状態が強い時や、イライラした気分を引きずっている時は、意識的に副交感神経を優位にするためにこの片鼻呼吸法がおすすめです。右半身が下になるように横になって、右の鼻孔を指でおさえて息を吸い、左の鼻孔から吐くということを実践してみると楽に呼吸ができるでしょう。ポイントは吸う息よりも吐く息をゆっくりとすることです。そうすることで副交感神経が強く働きます。

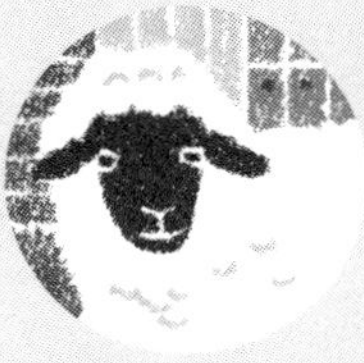

ヒツジの教え

50から数字を2つずつ減らして数えていく。

人間は同時に2つのことを考えることはできません。嬉しいことと同時に悲しいことを考えたりはできませんよね。どうしても何か考えてしまう人は、他のことを考えないように、目を閉じて数を数えることが有効です。しかし1から順番に数えることはなんの意識もせずにできてしまうので、気が散ってしまいやすくなります。数字を減らしながら数えることで1から順番に数えるよりも数を数えることだけに集中できるでしょう。さらに数字を2つずつ減らして数えることで、もし他のことを考えてしまっても途中で気づきやすくなります。

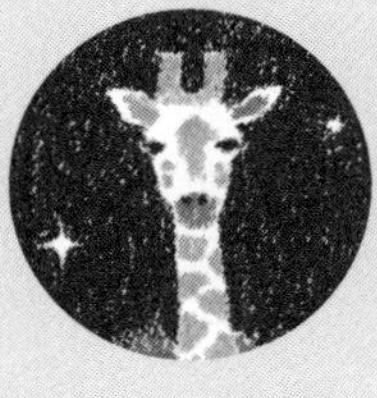

キリンの教え

眠れない時には「まぁいいか」とつぶやく。

人間には顕在《けんざい》意識という自分で思考したり意識できる部分と、まばたきや呼吸や脈拍など、自分の意識ではコントロールできない部分を管理してくれている潜在意識があります。その潜在意識には、一つのキーワードに集中するとそれに焦点を合わせてしまう働きがあります。「赤色」と意識していればポストやトマト、赤信号など、あらゆる赤色のものが目に入ってくるはずです。

「眠りたい」や「眠らなければ」という思いは「眠ること」に焦点が当たっていそうですが、実はその反対です。なぜなら、〝今、眠れていない〟から「眠りたい」と思ってしまう、つまり、潜在意識は「眠れないこと」に焦点が当たっているわけです。

それと同時に「○○しなければならない」と思えば思うほど、プレッシャーやストレスがかかってきます。より強い緊張状態を自分自身で作り上げていることに変わりありません。

言い換えると、「眠らなくてはいけない」と思うことは、緊張の自己暗示をかけているのと同じことです。

「眠れなくても、まぁいいか」と心の中だけでもつぶやくことで張り詰めていた緊張の糸がほぐれていくことでしょう。

どんなに安眠や入眠効果の高い方法を用いても、それを取り入れるあなたが潜在意識レベル（無意識）で緊張していては意味がありません。眠るコツはこういった心をホッと緩ませる言葉で潜在意識に働きかけることです。

クスドフトシ

1982年、大阪府生まれ。作家。20代の頃、「仕事」も「恋愛」も「人間関係」もうまくいかなくなり、家に引きこもり、うつ状態になる。そんな自分を卒業するため、あらゆる思考法に出会い、「心」と「体」両方からアプローチする独自のメソッドを開発。現在は作家として執筆活動を中心に、講演も各地で開催している。著書に『無意識はいつも正しい』『引き出しの法則』（いずれもワニブックス）、『言うだけでポジティブになる』（大和書房）がある。

眠れなくても、まぁいいか

2018年4月7日　第1刷発行

著　　　者　クスドフトシ
発　行　者　土井尚道
発　行　所　株式会社　飛鳥新社
〒101-0003
東京都千代田区一ツ橋2-4-3　光文恒産ビル
電話　03-3263-7770（営業）
03-3263-7773（編集）
http://www.asukashinsha.co.jp

本文朗読（綴じ込み）　沢城みゆき（青二プロダクション）
装　画・挿　画　祖敷大輔
ブックデザイン　吉村亮　大橋千恵　望月春花（Yoshi-des.）
テキスト監修　三橋美穂（快眠セラピスト）
朗読音源制作協力　七瀬真結
株式会社オトバンク
印　刷・製　本　中央精版印刷株式会社

ISBN 978-4-86410-591-0

編集担当　畑北斗